34
$Ta.\ 20.$

MEMOIRE

SUR

LES GANGLIONS NERVEUX

DES FOSSES NASALES.

MÉMOIRE

SUR

LES GANGLIONS NERVEUX

DES FOSSES NASALES ;

SUR LEURS COMMUNICATIONS ET SUR LEURS USAGES ;

Par M. Hippolyte CLOQUET ,

Docteur en Médecine de la Faculté de Paris, ancien Prosecteur près de la même Faculté , Médecin de bienfaisance pour le douzième arrondissement , Professeur de Physiologie à l'Athénée Royal, Membre des Sociétés Médicale d'Emulation, Philomatique, d'Instruction médicale de Paris , de celle des Sciences d'Orléans, de la Société médicale d'Amiens, de la Société Wétéravienne de Hanau, etc.

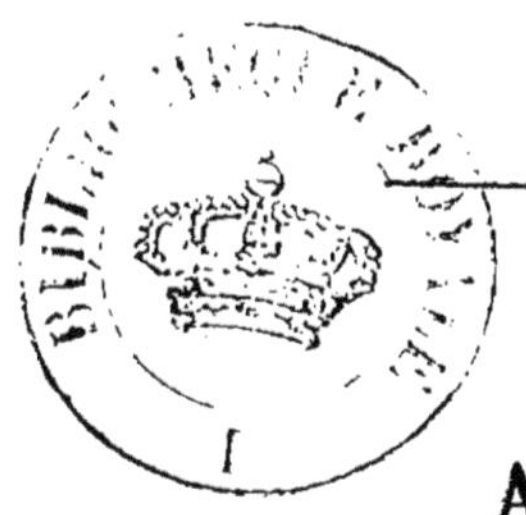

A PARIS.

MIGNERET, rue du Dragon, n.º 20, imprimeur du Journal de Médecine.

~~~~~~~~~~

1818.
~~~~~~~~~~

MEMOIRE

SUR

LES GANGLIONS NERVEUX

DES FOSSES NASALES ;

SUR LEURS COMMUNICATIONS ET SUR LEURS USAGES.

Dans notre corps, comme dans celui de tous les animaux, la vie est constituée par l'ensemble de certaines forces spéciales qui animent les organes ; elle se manifeste par leurs actes, elle s'entretient par leur exercice. Un même lien réunit ces forces, rassemble leurs actions ; toutes tendent immuablement et à-la-fois, vers un seul et même but, la conservation de l'individu chez lequel on les observe.

Un fait isolé qui découle naturellement de ce principe fondamental, c'est la connexion qui rattache l'exercice de deux sensations, l'olfaction et la gustation, à deux fonctions d'un ordre tout-à-fait différent, la respiration et la digestion.

L'une de ces sensations semble garder l'entrée des voies aériennes ; l'autre est une sentinelle vigilante placée à l'origine des voies digestives ; l'une explore les

gaz à leur passage par les narines, comme l'autre exa-
mine les alimens pendant leur séjour dans la bouche.
Qu'une substance délétère soit introduite dans cette
dernière cavité, l'estomac se soulève aussitôt, et le vo-
missement a lieu; qu'un corps irritant soit mis en
contact avec la membrane pituitaire, le diaphragme
se contracte convulsivement, et les efforts de l'éter-
nuement débarrassent les fosses nasales. Ici l'estomac et le diaphragme sont avertis de l'approche
d'une cause de gêne dans leurs fonctions, et ils se
révoltent, pour ainsi dire, contre son introduction
ultérieure.

Voilà donc, et je l'ai choisi dans une foule d'autres aussi frappans, un exemple de l'union qui se
fait remarquer dans l'exercice de nos fonctions. Mon
intention, dans ce mémoire, est d'examiner à fond
un point de doctrine analogue ; de chercher la cause
immédiate et inconnue d'un phénomène déja connu,
et de faire voir comment, devant tendre vers un
même but, et s'éclairant réciproquement par des
connexions instinctives, l'olfaction et la gustation
sont mises en rapport à l'aide de liens physiques
et appréciables par les moyens d'investigation qui
sont au pouvoir de l'anatomiste. Je vais poser les
faits, et c'est le scalpel à la main que je tâcherai de
les expliquer.

Depuis long-temps on sait que le sens de l'odorat,
qui semble faire voir aux animaux carnivores tous
les détours du labyrinthe invisible où leur proie fugi-
tive a voulu les égarer, dirige les animaux herbi-

vores lorsqu'il s'agit de choisir des alimens, ou d'éviter des poisons dans la multitude des plantes utiles ou nuisibles qui couvrent la surface du globe, et que la nature leur offre indistinctement. Leur instinct sur ce point est admirable; il ne les trompe presque jamais; les nombreux troupeaux qui paissent dans les Alpes ne broutent point les sommités des herbes vénéneuses; et pendant la conquête du Nouveau-Monde, les Espagnols ne faisaient usage des fruits et des végétaux qu'ils rencontraient, qu'après en avoir vu goûter à leurs chevaux, précaution dont usa plus récemment M. Levaillant, dans ses voyages en Afrique : un magot lui servait de guide dans le choix de ses alimens.

On peut donc dire que, chez les animaux, le sens de l'odorat, qui est celui de l'appétit, a autant de rapport à la nutrition que celui du goût, auquel il est, suivant l'expression heureuse de Rousseau, ce que la vue est au toucher; il le prévient, il l'avertit de la manière dont telle ou telle substance doit l'affecter, et dispose à la rechercher ou à la fuir, selon l'impression qu'on en reçoit d'avance. C'est ce qui a porté Lecat à regarder l'odorat, moins comme un sens particulier que comme une partie ou un supplément de celui du goût, dont il est, pour ainsi dire, la sentinelle (1). Il est donc le goût des odeurs et l'avant-goût des saveurs.

La faculté instinctive que je viens d'annoncer, est

____

(1) Traité des Sensations, tome II, page 230.

moins développée chez l'homme que dans les animaux; nous ne saurions nous en étonner; notre espèce doit connaître et apprécier par le raisonnement, plutôt qu'appéter et se laisser conduire par l'instinct; celui-ci est en raison inverse de l'intelligence. Nous voyons néanmoins dans certains cas d'idiosyncrasie, l'odorat avertir l'homme que telle ou telle substance ne peut être supportée par son estomac; un anatomiste distingué de ces derniers temps, Gavard, éprouva de vives convulsions après avoir mangé la moitié d'une pomme, espèce de fruit dont l'odeur lui avait toujours déplu (1); et les auteurs du XV.e siècle nous apprennent qu'un secrétaire de François I.er, qui n'en pouvait jamais manger non plus, était sujet à une épistaxis violente s'il s'obstinait à en supporter l'odeur.

Mais le rapport qui unit le goût et l'odorat, deviendra encore bien plus évident, si nous reconnaissons que certains corps, en agissant sur l'un, agissent également sur l'autre; et si les organes de l'un viennent à percevoir les impressions qui ne sont destinées qu'à ceux de l'autre.

Il n'est presque personne qui n'ait ressenti une douleur très-vive dans la membrane pituitaire, à la suite de certaines applications faites sur le palais; tel est, par exemple, l'effet de la préparation connue sous le nom de moutarde, et notre cresson de fontaine (*sysymbrium nasturtium*); a été, dit-on, pour

______

(1) Traité de Splanchnologie.

la même raison, appelé *nasturtium* ou *nasitorium*, par les Latins ; espèce de contraction de *nasi tormentum*.

On sait également que si l'on prend des glaces sans être habitué à leur action, on éprouve une sensation très-désagréable à la racine du nez.

Réciproquement, quelques odeurs répugnantes augmentent d'une manière marquée la secrétion de la salive, et Whytt (1) a vu l'alkohol de romarin, flairé avec force, produire le même phénomène.

Bien plus, il est des odeurs qui se transforment en saveurs ; et quoique suspendues dans l'air, elles causent sur la membrane muqueuse de la bouche une impression analogue à celle que déterminent les corps en dissolution dans un liquide. Telles sont en particulier l'odeur de l'absinthe et celle de la solution alkoholique de succin.

Les divers faits que je viens d'énumérer sont vrais et évidens pour tout le monde, mais ils sont difficiles à expliquer. Les liaisons qui existent entre les deux sensations dont nous nous occupons, paraissent être pour nous ce que sont la faim, la soif, la fatigue, la mauvaise digestion, des sentimens internes plus ou moins obscurs, que nous devinons, et qui, indépendans jusqu'à un certain point, de l'ensemble des fonctions cérébrales, se rattachent pourtant à l'action du système nerveux.

L'anatomie qui, en développant les ressorts de

____

(1) Traité des Maladies nerveuses, tome I.

notre organisation, pose les fondemens de la physiologie positive, peut seule nous éclairer ici ; et peut-être même que l'explication qu'elle va me fournir pourra, jusqu'à un certain point, jeter tôt ou tard un nouveau jour sur les fonctions des ganglions nerveux, plutôt soupçonnées que démontrées jusqu'à présent.

Les dissections délicates que de notre temps on a exécutées avec une perfection qui semble avoir porté cette science à son plus haut période, ont effectivement donné lieu à l'établissement des corollaires suivans :

1.o Il n'existe de ganglions nerveux que dans le tronc, chez les animaux vertébrés; les membres en sont dépourvus.

2.o Tous communiquent, sans exception aucune, les uns avec les autres, depuis la tête jusqu'au bassin.

3.o Tous communiquent avec l'encéphale et ses dépendances, ou avec les nerfs du systême encéphalique.

4.o Ces ganglions et les filets qui en émanent semblent destinés à animer ler organes de la digestion, de la respiration, de la circulation, des secrétions, etc. ; en un mot, tous ceux qui contribuent à la nutrition du corps animal.

Je demande maintenant si, en prouvant que les corrélations qu'ont entr'elles les sensations du goût et de l'odorat dépendent de la présence de certains ganglions nerveux, et que ces ganglions communiquent entre eux et avec les autres ganglions voisins,

(9)

on ne démontrerait point une vérité utile à l'anatomie et à la physiologie. C'est ce que je vais essayer de faire.

Dans la partie antérieure du plancher des fosses nasales est un trou, orifice d'un conduit qui descend en dedans et en avant dans l'épaisseur de l'os maxillaire supérieur, et qui ne tarde pas à s'unir avec celui du côté opposé, de manière à ne plus former avec lui qu'un seul et unique canal, composé de deux gouttières creusées sur le bord interne de l'apophyse palatine du même os maxillaire supérieur, et venant s'ouvrir en avant de la voûte palatine, immédiatement derrière les deux dents incisives moyennes, sous le nom de *trou palatin antérieur* : il résulte d'une telle disposition, que ce conduit, simple en bas, est bifurqué en haut. Or, le trou palatin antérieur représente une petite fossette au fond de laquelle on voit très-distinctement les orifices des deux branches de la bifurcation (1), que la plupart des anatomistes nomment *conduits incisifs* ou *nasopalatins de Sténon*, et qu'il ne faut point confondre avec les *trous incisifs de Cowper*.

En séparant les os avec précaution, on trouve dans l'intérieur même des conduits dont il vient d'être question, deux autres petits canaux, l'un à droite, l'autre à gauche, pratiqués l'un en avant, l'autre en arrière du grand, mais tous deux plus en dedans, et séparés de lui et entre eux par des cloisons à moi-

____

(1) Winslow, Exposit. Anat., tome IV, p. 268.

tié osseuses, à moitié cartilagineuses (1). Ces deux petits canaux sont interrompus dans leur milieu, et n'arrivent pas jusqu'à la partie inférieure du conduit, où ils sont remplacés par d'autres. C'est surtout leur ouverture supérieure qui est distincte des orifices du canal palatin ; elle existe dans le point de réunion même du vomer, avec les os maxillaires supérieurs.

Pendant long-temps on a disputé pour savoir si la membrane pituitaire pénétrait dans les conduits principaux, en formant elle-même un canal, ou si elle contribuait à les boucher. Comme il arrive souvent, la discussion servit fort peu à la décision de la question, parce que, parmi les anatomistes, les uns se copièrent mutuellement, tandis que les autres nièrent ou affirmèrent sans s'appuyer sur de nouvelles expériences. C'est ainsi que Guy-Guidi (2), que nous appelons Vidus-Vidius, et que Spieghel (3) ont tout simplement copié Vésale (4), qui a admis, par ce moyen, une libre communication de la bouche et

---

(1) Caldani, tab. IX, fig. 1., K. L. M., a donné une bonne figure de l'orifice inférieur du conduit palatin antérieur. On y voit très-bien les ouvertures des petits canaux dont je parle.

(2) Vidi-Vidii Florent. *De Anat. corp. human.*, lib. II, tab. VI, fig. 1.—*Venetiis ; in-fol.*, 1611, p. 34.

(3) Adrian. Spigelii *De corpor. human. fabricâ*, lib. II ; cap. XII. *Venetiis ; in-fol.*, 1627.

(4) And. Vesalii *de corpor. human. fabric.*, lib. II, cap. XII ; *Lugduni Batavorum*, 1725, *in-fol.*

du nez ; Sténon (1), Verrheyen (2), Kulm,
Ruysch (3), Duverney et Santorini, admirent aussi
l'existence de canaux membraneux qui établissent
une communication entre le nez ; communication
que les premiers anatomistes des 18.e et 19.e siècles ,
Bertin (4), Lieutaud, Heister, Haller (5), MM.
Portal (6), Scarpa (7), Boyer (8), ont cherché en
vain à découvrir. Albinus , Winslow , Bichat n'en
parlent point.

Plus récemment encore, en 1811 , M. Jacobson ,
chirurgien-major au service de S. M. le roi de Da-
nemark ; et M. Georges Cuvier , l'un dans un mémoire , l'autre dans un rapport lus à l'Académie des
Sciences , sur ce sujet , ont adopté entièrement l'o-
pinion qui en rejette l'existence (9).

---

(1) *Appendix de narium vasis , in Biblioth. andt.
Mangeti*, tom. II , pag. 764 ; *in-fol. , Genevæ* , 1685.

(2) *Corpor. humani anat.*, lib. I , tract. IV , cap. XVI,
et tract. V , cap. VI ; *in-4.°, Bruxellis*, 1710.

(3) *Thesaurus anatom.* VI , N.° III , N.° 1.

(4) Traité d'Ostéologie, tome II ; *in-12.*

(5) *Element. Physiol. corp. human.*, tom. V ; *in-4.°*

(6) Cours d'Anatomie médic. ; *in-4.°* , 1804.

(7) *Annotat. Anatom.* ; *in-4.°*

(8) Traité complet d'Anatomie ; *in-8.°*, tom. I ,
1804.

Voyez aussi mon Traité d'Anatomie descriptive ,
tom. I , *in-8.°* ; Paris , 1816.

(9) Annales du Muséum d'Hist. Nat. , tom. XVIII ,
pag. 415 , *in-4.°* ; Paris , 1811.

Mais ces Messieurs ont reconnu que si l'ouverture manquait chez l'homme, elle existait évidemment dans les autres mammifères, à l'exception du cheval ; et que dans les animaux herbivores principalement, la région voisine des fosses nasales était occupée par un organe d'une nature tout-à-fait particulière, recevant une grande quantité de nerfs, et relatif probablement, dit M. Cuvier, à quelque faculté qui nous manque ; peut-être celle de distinguer les plantes vénéneuses des autres.

Frappé de l'importance de cette présomption, et curieux de pouvoir lui donner un degré de certitude physique, j'ai disséqué un grand nombre de têtes d'hommes et de différens animaux, regardant l'anatomie comparée comme un des moyens qu'on peut faire concourir avec le plus d'avantage à la solution des problêmes physiologiques, et bien convaincu que les différences qu'elle nous fait connaître sont aussi utiles à cet égard que le sont, sous un autre point de vue, les ébauches des crystaux pour révéler le mécanisme de leur formation, et la marche que suit la nature dans son travail.

Par suite de mes recherches, j'ai obtenu quelques résultats ; je les présente ici à l'examen des anatomistes.

Au milieu du canal palatin antérieur, au point de réunion de ses deux branches, existe chez l'homme une petite masse rougeâtre, fongueuse, un peu dure, et comme fibro-cartilagineuse, plongée dans un tissu cellulaire graisseux : c'est un véritable ganglion nerveux ; sa forme la plus ordinaire est celle d'un ovoïde, dont la grosse extrémité, tournée en haut, envoie au ganglion sphéno-palatin de Meckel, les deux filets nerveux que M. Scarpa a nommés naso-palatins, et que le célèbre Cotugno a découverts ; en sorte que ces nerfs ont une marche différente de celle que ces anatomistes leur avaient assignée. La petite extrémité émet par en bas un ou deux filets, lesquels s'engagent dans de petits conduits spéciaux qui semblent continuer les précédens, et qui les transmettent à la voûte palatine, où ils se perdent en se ramifiant et en s'anastomosant avec les branches du nerf palatin.

Ce petit ganglion, que j'ai décrit le premier dans ma Dissertation sur les odeurs, sur le sens et les organes de l'olfaction (1), et que j'ai nommé *naso-palatin*, en raison de la distribution de ses filets, a donc une double communication avec le ganglion de Meckel, l'une à l'aide du nerf naso-palatin, l'autre par le moyen du nerf palatin proprement dit.

Dans les animaux, il n'est pas moins visible que dans l'homme, et souvent même il est plus volumineux. Je l'ai déja observé dans un grand nombre d'espèces ; il est plus marqué qu'ailleurs chez les ruminans, ce qui me décide à le décrire d'abord chez ces animaux, réservant pour un second mémoire l'exposé des particularités qu'il présente dans les autres classes.

---

(1) In-4.º A Paris, chez Crochard, libraire, rue de Sorbonne, N.º 3.

Dans le mouton, entre autres, il offre la même forme à-peu-près et le même tissu que dans l'homme, mais sa position est bien différente. Il est situé au-dessous de cette masse spongieuse et aréolaire que contient un étui cartilagineux, et que M. Cuvier considère comme l'organe d'une faculté spéciale, et couché à-peu-près horizontalement dans le large canal palatin antérieur de cet animal, un peu à la partie interne de l'étui cartilagineux. Il est double, c'est-à-dire, qu'il y en a un à droite et un à gauche; rarement je l'ai vu simple. Son extrémité posté- rieure reçoit également le gros nerf naso-palatin, et l'antérieure envoie un filet assez volumineux au gan- glion analogue du côté opposé, ainsi que quatre ou cinq rameaux qui se perdent dans la membrane palatine, en s'anastomosant avec les dernières ramifications du nerf palatin. Il ne m'a point paru avoir de com- munications évidentes avec les nerfs qui descendent le long du vomer, après être nés des environs de la protubérance mamillaire, et avoir traversé la lame, criblée de l'ethmoïde; nerfs que M. Jacobson a dé- couverts, et que j'ai très-bien observés.

Un autre fait curieux, c'est que le nerf naso-palatin, qui chez l'homme ne distribue aucun filet remarquable, et reçoit seulement un rameau du nerf dentaire supérieur et antérieur, démontré par mon collègue et ami M. le docteur Breschet, envoie dans le mouton une branche assez forte dans la pulpe de l'organe cartilagineux dont nous venons de parler (1).

---

(1) **Ce** rameau a été décrit par M. Jacobson.

Remarquons, en passant, que les ruminans man-
quent de dents incisives à la mâchoire supérieure ;
que leur membrane palatine recouvre le lieu qu'elles
devraient occuper ; que beaucoup de filets nerveux
viennent s'épanouir sur ce point ; que chez eux le
ganglion naso-palatin est très-développé.

Remarquons également qu'une semblable disposition, qu'un appareil nerveux de cette nature peu-
vent, jusqu'à un certain point, rendre raison des
phénomènes sympathiques que nous avons précé-
demment notés chez l'homme.

Les communications du ganglion naso-palatin avec
le sphéno-palatin étant ainsi établies, je crois pouvoir confirmer, par quelques observations, l'existence contestée de celui-ci, et montrer également
ses connexions avec les autres ganglions nerveux de
la tête.

Ce dernier ganglion a été décrit pour la première
fois, par Meckel (1). Placé en dehors du trou sphéno-
palatin, il est rougeâtre, un peu dur, triangulaire
ou cordiforme, d'un volume variable, mais toujours
peu considérable ; convexe dans sa surface externe,
aplati du côté interne, et tellement plongé dans le
tissu cellulaire adipeux de la fente ptérygo-maxillaire,
tellement enfoncé entre les os, que sa préparation
exige beaucoup d'adresse et de grandes précautions.
Aussi peu des personnes qui se livrent à l'étude de

____

(1) *De quinto pare nervorum cerebr.*, sect. III,
§. LIV.

l'anatomie, ont-elles le bonheur de le mettre entiè-
ment à découvert. Bichat lui-même (1) est porté à
croire que c'est un simple renflement nerveux duquel
émanent des filets secondaires.

Je pense que ce petit corps est absolument analogue aux autres ganglions nerveux, et je me fonde
sur les raisons suivantes :

1.º Tout ganglion est un centre nerveux de la pé-
riphérie duquel partent des filets qui vont s'anasto-
moser avec les nerfs voisins, ou se perdre dans le
tissu des organes. Celui dont il s'agit est absolument
dans ce cas.

2.º On ne voit jamais aucun nerf fournir un rameau qui, à sa séparation du tronc, forme un angle
aigu en arrière et obtus en avant, de manière à sui-
vre une marche rétrograde à celle du tronc lui-
même ; et c'est pourtant ce qui arriverait, si, comme
on l'a prétendu, notre organe ne devait être qu'un
renflement de deux filets qui descendent du nerf
maxillaire supérieur, vers la fente ptérygo-maxillaire. D'ailleurs, ces filets séparés supérieurement,
ne forment qu'un rameau simple inférieurement ; il
n'y a point de nerf qui soit dans ce cas ; les filets d'un
nerf quelconque, en s'éloignant du tronc, ont cou-
tume de se subdiviser et non de se réunir. Il est donc
bien évident que ces prétendues branches réunies du
nerf maxillaire supérieur, ne sont qu'une ramification
simple, née du ganglion, qui va dans un sens rétro-

----

(1) Anat. Descript., III p. 174.

grade s'unir au nerf maxillaire supérieur , et qui se bifurque en chemin.

3.º Tous les ganglions communiquent entre eux par des filets nerveux; or, celui-ci , par le rameau supérieur du nerf vidien , qui constitue dans l'inté-rieur du rocher la corde du tympan (1) , a des rap-ports avec le petit ganglion de la glande sous-maxil-laire ; par le rameau inférieur du même nerf, il communique avec le ganglion caverneux et avec le ganglion cervical supérieur ; par le nerf naso-pala-tin , il va rejoindre le ganglion du même nom.

4.º Sa structure, que j'ai indiquée tout-à-l'heure , doit empêcher de le confondre avec les autres nerfs.

C'est ce ganglion qui fournit à la membrane pi-tuitaire la plus grande partie de ses nerfs; leur nombre varie au moment de leur origine; Meckel en compte trois ou quatre; j'en ai vu jusqu'à cinq : ils s'introduisent sur-le-champ dans les fosses na-sales, par le trou sphéno-palatin , près de l'extrémité postérieure du cornet moyen. Leur consistance est toujours très-peu marquée (2), ce qui ajoute encore du poids à l'opinion qui l'a fait naître d'un gan-glion.

C'est lui aussi qui envoie des nerfs au palais, et dans la région voisine du pharynx.

---

(1) Ribes , Mém. de la Société Médic. d'Emulat. , tom. VII, pag. 98. — 1811.

(2) Haller, *Element, Physiol.* , tom. V , p. 153.

D'après ces diverses communications des nerfs de la bouche et des fosses nasales, il serait peut-être possible de conclure, sans avancer une proposition absurde, que le ganglion naso-palatin contribue à la formation des phénomènes sympathiques qui lient entre eux le sens du goût et de l'odorat ; et qu'il explique, jusqu'à un certain point, comment quelques substances appliquées sur le palais agissent sur la membrane pituitaire, et réciproquement.

FIN.

9 782019 997946